AF468742

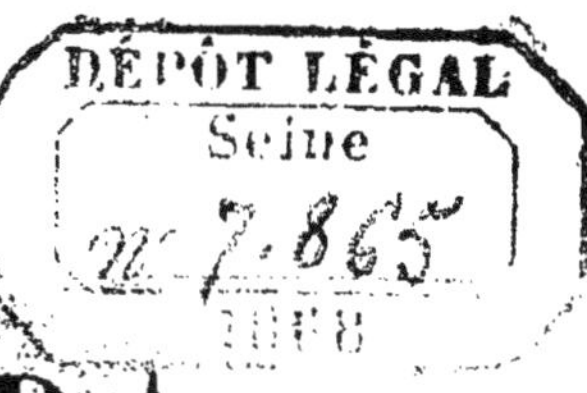

CHOLÉRA

NOTICES
HISTORIQUES SUR LA CAUSE DU CHOLÉRA

OBSERVATIONS
SUR LES SYMPTOMES DE CETTE MALADIE

MOYENS DE LE GUÉRIR ET DE S'EN PRÉSERVER

PAR

LE Dr HIRSIGER,

DU CANTON DE BERNE.

Prix : 1 franc.

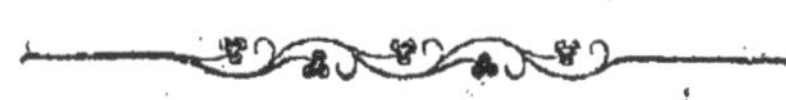

PARIS
EN VENTE, CHEZ PLATAUT ET ROY
LIBRAIRES-ÉDITEURS
rue du Croissant, nº 15.

1868

PRÉFACE

Ceci est une de mes premières publications; comme je suis Bernois, la langue française n'est pas ma langue maternelle; aussi je ne me suis appliqué qu'à être simple et clair. Je prie donc mes lecteurs de ne voir que l'intention de l'auteur, qui ne saurait tenir secret un moyen sûr de guérir dans l'espace de trois quarts d'heure au plus le plus terrible fléau moderne.

AVIS

Tout exemplaire doit être signé de l'auteur, comme ci-dessous; celui qui ne le sera pas devra être regardé comme une contrefaçon et une usurpation de propriété, qui sera poursuivie conformément à la loi.

Dr Hirsiger.

CHOLÉRA ASIATIQUE

Notions historiques sur les causes du choléra

Dès 1849, j'ai commencé à suivre les plus célèbres médecins et chimistes dans leurs recherches sur le choléra. J'ai étudié leurs rapports avec les miasmes, les émanations, les exhalaisons marécageuses et les prétendues sangsues volantes, etc. Mais aussi pendant ce temps et jusqu'en 1865, j'ai suivi la marche du choléra auprès du lit des malades ; de plus, j'ai fait des observations sur l'atmosphère, ainsi que sur les aliments en général, pris pendant ces années cholériques; cela non-seulement en France, mais aussi dans une grande partie de l'Europe et de l'Amérique. Dans ces recherches, la géologie a été mon meilleur guide, pour découvrir la véritable cause de cette épidémie ; et il m'a été démontré jusqu'à l'évidence que les causes du choléra doivent être cherchées dans les miasmes qu'exhalent les végétaux et non dans les marais de l'Orient.

Je n'entrerai pas dans les détails de toutes les observations que j'ai eu lieu de faire, soit en chimie, soit en pathologie, etc.; mais je me bornerai à donner toutes les explications essentielles, soit sur les causes de la maladie, soit sur la maladie elle-même, soit enfin sur la marche thérapeutique à suivre. J'entends par géologie médicale : l'étude du sol dans ses rapports avec l'homme et les végétaux; je la nommerai par conséquent : l'hygiène publique. Le sol doit être examiné quant à son relief, son articulation et sa qualité. Le groupement des montagnes, en divisant les pays en bassins, individualise et diversifie les climats des plaines et fait ainsi les différences de température et d'humidité. Il détermine aussi la fréquence des vents et des orages, d'où résultent des différences dans les productions des cultures, dans les mœurs des habitants, et même dans leurs institutions. Ce caractère d'individualité géographique obtient, pour ainsi dire, son maximum là où la différence de configuration dans le plan vertical et le plan horizontal, dans le relief et les sinuosités du continent sont simultanément les plus grands possibles. L'étude attentive de l'espèce humaine démontre, en effet, que pour chaque race, pour chaque nationalité, il existe des lieux où les fonctions digestives s'accomplissent plus ou moins bien, et il est prouvé que l'homme et les végétaux ne peuvent se perpétuer avantageusement dans tous les climats et sous toutes les latitudes.

Contrairement à l'hypothèse du prétendu cosmopolitisme, on sait aujourd'hui que le nègre, à mesure qu'il s'éloigne des tropiques, meurt dans une proportion de plus en plus forte, et lorsque son physique résiste au froid, ce n'est qu'aux dépens de son intelligence. En ce qui regarde les maladies de l'homme, loin d'être répandues au hasard sur toute la surface du globe, elles semblent, au contraire, avoir comme les plantes leurs habitudes et leurs stations. Ainsi, par exemple, les fièvres intermittentes sont inconnues au Cap de Bonne-Espérance, la phthisie manque à peu près complétement aux îles Feroë et en Islande. Ainsi, dans mes recherches, j'ai trouvé que la principale cause du choléra est due à une forte altération des matières azotées de végétaux en développement, ces végétaux ne pouvant que nuire à la nature animale.

Les végétaux dont je viens de parler sont les pommes de terre, qui, comme on le sait, ont dégénéré et tendent encore à dégénérer davantage par leur tendance à s'incorporer l'humidité du sol. De là certaines moisissures (mucédinées) ou maladie des pommes de terre. Ainsi, il convient pour la culture de ce tubercule de choisir des terres où l'eau ne séjourne pas ; il faut qu'il soit planté après que l'humidité provenant de la gelée a complétement disparu. Le fumier ou engrais doit être mis dans la terre en automne et non au printemps ; par ce moyen, on donne au fumier le temps de fermenter, et à ses gaz de se dégager par le froid ; au printemps il se trouvera divisé par la culture, que le sol exige de nouveau pour recevoir le tubercule. Au contraire, si le fumier est mis en terre au printemps, il ne produit, surtout dans un terrain humide, que moisissure ou maladie des pommes de terre. Le contact du fumier avec la pomme de terre est un venin qu'il faut éviter. Je ne veux pas dire que la maladie des pommes de terre produise le choléra dans tous les pays ; il y a exception, en général, pour les pays élevés, où l'air, agissant comme agent actif de la digestion, accélère celle-ci et empêche les aliments de se putréfier; toutefois il peut résulter d'autres maladies de cet excès d'hydrogène dans la pomme de terre.

Les pommes de terre farineuses sont les plus saines, sans cependant convenir à chacun ; car elles ne produisent que des matières chyleuses excessivement grossières ; les aqueuses sont malsaines. Ainsi les pommes de terre printanières mangées avant maturité, et surtout les tardives, vendues pour printanières en même temps que ces dernières, comme cela se pratique principalement dans les grandes villes, sont aqueuses et malsaines. Le créateur ne nous a pas donné un estomac précoce pour manger les fruits mal mûrs, mais bien un estomac pour digérer chaque chose en son temps. Donc, l'usage réitéré de la pomme de terre aqueuse, et surtout mal mûre, introduit dans le corps le germe du choléra et y peut séjourner des semaines jusqu'à ce qu'une occasion météorique le fasse éclater. Ainsi que le fumier employé dans de mauvaises conditions est la cause de la maladie des pommes de terre, de même la pomme de terre malade est la première cause du choléra. Ceci se démontre jusqu'à l'évidence, car le choléra attaque fort peu une certaine classe et n'exerce ses ravages que sur ceux qui, par leur position, sont forcés de faire un grand usage de ce tubercule. Ces derniers, placés dans un milieu atmosphérique vicieux, sont sûrs d'être attaqués.

Le choléra se déclare d'abord par un engourdissement de tout le corps ; trois ou quatre heures après, le malade éprouve des rapports acides et putrides ; il ressent des douleurs très-vives dans l'estomac et dans les intestins, des cardialgies et un malaise dans les parties circonvoisines. Ces rapports acides sont la première preuve de la décomposition des carbones, qui se combinent en acide carbonique; la pudridité étant le résultat de la décomposition des principes azotés. Puis arrivent, à de courts intervalles, des vomissements et des évacuations de matières fétides, d'abord des aliments, puis des humeurs bilieuses, tantôt jaunes, tantôt vertes ou noires. Les résultats de l'action hydrogénique commencent. L'urine est supprimée, il existe un désordre tout particulier dans le regard; un cercle violacé entoure les orbites, l'oppression est très-grande, les membres sont tourmentés de crampes violentes; la peau devient complétement froide, prend une teinte livide et bleuâtre; il semble que la vie est éteinte (ceci est le reflux du chyle dans les chylifères et dans les lactées), puis la décomposition des matières vitales continue de molécule en molécule jusqu'à la mort.

Là où le choléra sévit le plus souvent, c'est dans les plaines marécageuses. Là les gaz qui s'échappent des fabriques et usines, etc., où on emploie du charbon de terre, ne sont pas, lorsqu'il y a un météore atmosphérique, absorbés par l'atmosphère, mais y restent en suspension et sont chariés par les courants qui existent toujours dans les rues étroites et les bas-fonds. Ces gaz ne sont pas naturellement un agent digestif, au contraire, ils peuvent devenir des causes putrides pour un grand nombre de sujets. Ceci, sans être la première cause du choléra, y aide puissamment; nous verrons d'ailleurs plus tard que la première cause du choléra peut exister à l'état latent dans le corps humain, depuis nombre d'années.

Observations sur les indigestions.

L'indigestion résulte du défaut de coction des aliments dans l'estomac. L'état de la bouche, les rapports et les vomissements peuvent faire connaître la nature des matières dépravées qui croupissent dans l'estomac; ces matières sont acides. Les rapports aigres, le gonflement, les tiraillements, le mal de tête, la toux, le hoquet, la constipation et quelquefois le ténesme, indiquent des crudités acides, lesquelles ne sont qu'une espècc de pourriture qui contracte les organes digestifs. Ces mêmes crudités sont la cause de cette faim dévorante qu'éprouvent quelques mélancoliques. L'amertume de la bouche, la langue sèche, la cardialgie, la chaleur des entrailles, la couleur jaune et verdâtre des matières rendues, la diarrhée, etc., indiquent assez la présence des sucs amers, résultat principal du reflu de la bile dans l'estomac.

La bile porracée et érugineuse cause le dégoût, l'anxiété, le hoquet, la cardialgie, les vomissements, la colique et le flux dysentérique; elle est la source de plusieurs maladies putrides, de fièvres et même de quelques maladies convulsives. La bile noire, séjournant dans l'estomac, dégénère et prend un goût acide ou de sang pourri ; elle excite ordinairement des douleurs très-vives, et quelquefois l'inflammation et la gangrène. La bouche pâteuse, la ténacité de la salive, la perte de l'appétit, les fluctuosités, les rapports qui, cinq ou six heures après avoir mangé, ont le goût des aliments, les glaires que l'on vomit et que l'on rend par les selles, quelquefois la lientérie, indiquent assez que l'estomac est enduit d'une espèce de morve qui émousse la sensibilité et le rend peu propre à la coction des aliments. Les rapports et le goût d'œuf pourri, les pesanteurs d'estomac, l'anxiété, les vomissements fétides et le flux du ventre prouvent jusqu'à l'évidence que l'estomac renferme des crudités, matières qui ont subi une altération azotée. Le dégoût et même l'aversion pour les aliments, les vomissements, etc., symptômes communs à presque toutes les maladies, accompagnent ordinairement les indigestions dont je viens de parler ; elles sont encore suivies souvent d'une tristesse invincible. L'indigestion du malade est d'autant plus grave, que la qualité des aliments pris est mauvaise et le milieu atmosphérique vicieux. Les indices de la réplétion, qui précèdent ordinairement les indigestions, s'aperçoivent une ou plusieurs heures après le repas : ce sont l'engourdissement, le corps lourd, le jugement tardif, des songes désagréables, l'envie de dormir et de bâiller. Toutes ces indispositions de l'estomac, auxquelles on ne fait pas toujours attention, peuvent avoir des suites bien graves ; ainsi, vous voyez le choléra s'annoncer par des douleurs d'entrailles très-vives, des anxiétés, des gonflements d'estomac, des rapports aigres et de pourri ; des vents s'échappent avec une odeur insupportable. Ces indispositions de l'estomac peuvent être aussi la source de bien des maladies aiguës ou chroniques; il est évident que les fièvres intermittentes, la goutte, les obstructions, etc. dépendent ordinairement de ces sortes d'indigestions. Les sucs amers et putrides, quand ils ont pénétré dans les lactées, occasionnent aussi le vertige, avant-coureur de l'apoplexie. Il ne faut pas cependant penser que la putréfaction et la dépravation des matières contenues dans les premières voies, constituent, comme plusieurs le croient, la fièvre putride ; non, mais ils peuvent y donner lieu en passant dans le sang.

La putréfaction est une véritable fermentation ; elle doit être même regardée comme le but, le terme et le dernier degré de tous les désordres dans les viscères abdominaux. Toutes les matières végétales et animales sont susceptibles de se putréfier ; il y a même des matières qui peuvent éprouver la putréfaction sans passer par les premiers degrés de la fermentation ; c'est-à-dire par les fermentations spiritueuses et acides. Ce sont celles qui les ont déjà subies l'une et l'autre dans toute leur étendue, ou celles dont les principes sont disposés par la nature comme si elles les avaient déjà subies ; la plupart des substances parfaitement animalisées sont dans ce cas. Lorsque les matières fermentescibles de cette espèce sont imprégnées d'une quantité d'eau suffisante, qu'elles sont exposées à un degré de chaleur convenable, qu'elles ont en un mot toutes les conditions requises pour la fermentation en général, elles ne tardent pas à éprouver la putréfaction. Les phénomènes qui accompagnent ce dernier degré de fermentation sont à peu près les mêmes que ceux des premiers degrés, si ce n'est qu'ils paraissent moins sensibles, du moins lorsque la putréfaction se fait lentement. Ce détail chimique n'a point encore été examiné avec l'exactitude qu'il mérite. La putréfaction n'est accompagnée d'aucune chaleur sensible lorsqu'elle ne se fait que faiblement et sur une petite quantité de matières; la chaleur, s'il y en a, est très-faible. Les changements les plus marqués qui se manifestent dans une substance en putréfaction se font dans la couleur, l'odeur et la saveur. Tout le monde sait que la chair qui commence à se corrompre, exhale très-promptement une odeur pénétrante et fétide, qu'elle devient livide et noirâtre et que sa saveur devient nauséabonde. Si c'est un liquide, de transparent qu'il était il devient trouble. A mesure que la putréfaction avance, l'odeur devient de plus en plus fétide et elle acquiert en même temps quelque chose de très-pénétrant et piquant. On s'aperçoit facilement dans les cabinets d'aisances, de ce piquant qui accompagne les matières putréfiées lorsqu'il se fait quelque révolution météorique dans l'atmosphère, surtout lorsque le temps se met au gel ou dans les grandes chaleurs. Ce piquant est quelquefois si fort qu'il excite la toux et irrite les yeux au point d'en tirer des larmes. Il est dû à une grande quantité d'alcali volatil, qui se dégage lorsque les substances sont arrivées à une complète putréfaction. Si ce sont des corps solides qui éprouvent la putréfaction, on les voit se gonfler, s'affaisser, se ramollir, perdre toute la cohésion de leurs parties et enfin se réduire en une espèce de bouillie ou plutôt de sanie extrêmement dégoûtante. Lorsqu'on soumet à la distillation des matières en putréfaction, on en retire de l'ammoniac en partie liquide et en partie solide, de l'huile fétide d'une odeur très-pénétrante, d'abord claire puis épaisse; puis un résidu charbonneux, difficile à réduire en cendres. La plupart des chimistes assurent qu'on ne retire point d'alcali fixe des matières ayant subi une putréfaction complète; j'affirme au contraire que ces matières en contiennent de tout formé et qu'on peut l'obtenir même sans le secours du feu. C'est un sujet à examiner plus particulièrement; peut-être y a-t-il de grandes différences à cet égard, suivant le degré où est parvenue la putréfaction.

Comparez les symptômes du choléra avec les symptômes d'un empoisonnement par l'alcali fluor. Quelle différence trouvez-vous entre les symptômes du choléra et une indigestion produite par des aliments contenant des principes putrides? Il n'y en a pas, ainsi que je vous le prouverai plus bas.

On voit par l'histoire de la putréfaction que ce dernier degré de la putréfaction dénature entièrement toutes les substances qui la subissent, de quelque espèce que soient leurs principes originels. Ils perdent en la subissant leur caractère distinctif et se métamorphosent soit en alcali volatil et fluor, soit en huile fétide et en principes terreux. Les fibres, les trachées, les cellules, les filtres, les tissus des parties même les plus solides se relâchent, s'altèrent, se désunissent et se résolvent entièrement. Tous ces changements se produisent même dans les corps animés aussitôt après la cessation de la vie. Dès que les animaux et les végétaux cessent de vivre, la nature elle-même achève de détruire son propre ouvrage, elle décompose les organisations désormais inutiles ; elle en réduit les matériaux à un état semblable et commun à tous ; elle les élabore à nouveau, pour les faire passer promptement dans l'organisation de nouveaux êtres, qui, plus tard, à leur tour, subiront les mêmes changements. Voyons maintenant les organes qui doivent être en rapport avec la putréfaction que je viens de décrire ; je veux parler des organes digestifs.

La digestion est une fonction naturelle, dont l'effet le plus sensible est le changement des aliments en chyle et en gros excréments. Comme les aliments séjournent dans l'estomac, y subissent une préparation particulière et en sortent entièrement changés, on a regardé l'estomac comme l'organe principal de la digestion, quoique cependant elle ne soit accomplie que dans les intestins. L'action du ventricule et des glandes contribue beaucoup à la digestion ; les maladies de ces viscères le démontrent. Mais comment cette action opère-t-elle sur les aliments pour les changer ? Il faut avoir égard à toutes les fonctions du ventricule, examiner si elles concourent en même temps à une même action, ou si elles ont seulement lieu dans des circonstances particulières.

Les anciens croyaient que l'estomac changeait et digérait les aliments par une faculté concotrice ; les modernes n'ont pas reconnu cette faculté imaginaire, ils ont eu plus d'égards aux actions des parties voisines, et on peut réduire, d'après eux, les fonctions du ventricule à quatre principales : dissolution, fermentation, trituration et pourriture.

Quelques auteurs ont admis dans l'estomac quelques substances propres à exciter une fermentation capable de décomposer les aliments et de les changer en chyme. Si l'on entend par fermentation un mouvement tumultueux, semblable à celui que produit le mélange d'un acide avec un d'alcali, on ne trouve dans l'estomac aucune matière qui ait l'un de ces caractères, et dans ce sens elle ne peut avoir lieu. Mais si l'on entend par fermentation un mouvement spontané, qui soit l'effet du séjour et de la macération des aliments daus un lieu chaud et humide, on conviendra que les aliments dont nous usons peuvent éprouver ce mouvement. Quand on mange peu et que la digestion se fait bien, on aperçoit à peine quelque sensation de cette saveur aigre qui se fait sentir quand on rejette les aliments pris en trop grande quantité ; ce qui est la preuve du debut d'un mouvement spontané. Le mouvement spontané est utile pour procurer une dissolution parfaite des sucs qui forment le chyme ; il cesse lorsque les sucs de l'estomac pénètrent les aliments ; et s'il arrive à un certain degré de fermentation, il y a alors des rapports ardents et indigestion. D'ailleurs le changement dépend souvent de la nature des aliments dont on use.

Les aliments en séjournant dans l'astomac prennent une odeur aigre et assez forte ; comme cette odeur est la suite d'un mouvement spontané, on a cru que la pourriture était plus apte à décomposer les aliments et à opérer la digestion. Les viandes dont nous usons tendent, à la vérité, à se pourrir par un léger mouvement spontané ; mais l'action de l'estomac et la filtration continuelle de nouveaux sucs empêchent une putréfaction parfaite ; elle serait nuisible, si elle avait lieu, et on peut remarquer que, quand on use d'aliments qui tendent à la pourriture, on éprouve des nausées, des vomissements, des douleurs de colique, des indigestions et des douleurs d'entrailles. La pourriture n'est donc pas un des agents de la digestion dans l'estomac, et elle ne peut y être que nuisible. Il n'en est pas de même pour certaines viandes, qu'une légère disposition à la pourriture rend plus agréables au goût et peut même contribuer à une digestion parfaite. Ceux qui se sont occupés de la dissolution des solides ont pensé que les aliments éprouvaient de la part de l'estomac une action particulière de trituration. On ne peut reconnaître dans le ventricule une action assez forte pour triturer et broyer les aliments, et dès lors il n'y a point de trituration, à moins qu'on ne donne ce nom aux mouvements continuels que ce viscère imprime à ce qu'il contient et qui sont aidés par l'action du diaphragme, des muscles, de l'abdomen, des gros vaisseaux et des viscères voisins. Cette action organique fait passer les aliments dans les intestins ; elle empêche leur séjour, elle les amollit peu à peu en les pressant ; elle sert à mieux les pénétrer de liquides, et elle les dispose à l'expression des sucs qui doivent former le chyle. Cette action, quoique médiocre, aide beaucoup à la digestion des aliments solides et doit être aidée encore par d'autres causes.

Quelques auteurs ayant égard seulement aux liquides filtrés dans l'estomac et dans les intestins ont cru devoir négliger la dissolution des aliments par ces liquides ; on ne peut douter qu'ils ne servent à dissoudre, à amollir et à macérer les aliments. Le suc gastrique est fort analogue à la salive. Un peu de bile peut même remonter par le pylore pour agir sur les parties grasses des aliments ; ainsi ces liquides servent à la digestion, en pénétrant les aliments, mais on aurait tort de leur supposer une qualité plus active.

Ce qui vient d'être dit peut servir à faire connaître que la digestion est une fonction composée, qui a besoin de plusieurs causes ; et si l'on examine ce qui se passe dans l'estomac on verra : 1° Que les aliments sont enfermés dans un lieu chaud et humide, où ils sont pénétrés par les sucs de l'estomac et par la salive. 2° Qu'ils éprouvent un mouvement spontané, par lequel ils tendraient par leur nature à fermenter, à s'aigrir, à s'alcaliser, ou se pourrir, si l'action des follicules gastriques et le renouvellement de leur liquide n'empêchaient des changements. 3° Que l'air absorbé mêlé avec les aliments et celui qui y est contenu se développe par la chaleur et l'humidité et, en se dégageant, aide à la désunion des parties alimentaires. L'air revient souvent dans la bouche quand on a trop mangé ; il tend l'estomac pendant la digestion ; il est un des agents les plus nécessaires pour l'opérer. 4° Que l'action de l'estomac contribue beaucoup à la digestion ; les fibres irritées par la présence des aliments tendent à la contraction ; ils agissent sur les aliments et les poussent vers le pylore ; si cette action est empêchée par une trop grande distension, ils y séjournent et s'y conservent sans presque se digérer. L'action du diaphragme, des muscles du bas-ventre et des viscères aide encore celle du ventricule. Les aliments ayant éprouvé l'action de ces différentes causes, se réduisent en une pâte molle et fluide, qui est préparée peu à peu par la pression simultanée de toutes les parties vers le pylore ; de là elle descend dans l'intestin duodénum, où elle subit les derniers changements.

Les aliments ayant passé de l'estomac dans le duodénum, séjournent dans sa cavité ; ils y sont pénétrés par la bile et le suc pancréatique. L'action des muscles du bas-ventre, du diaphragme, des viscères et de l'intestin même y contribue au mélange parfait des liquides avec les aliments, et y produit des changements qui les disposent à produire le chyle par la faible pression qu'ils éprouvent en parcourant le canal intestinal. Ce canal a-t-il une action particulière, ou son action dépend-elle du bas-ventre et du diaphragme ? On ne peut douter que ce canal ait des fonctions propices ; il a des fibres musculaires qui, étant irritées par la présence des aliments et de l'air, tendent à se diminuer en longueur et en diamètre par la contraction. Les intestins irrités dans un animal vivant donnent des signes de contraction ; c'est ce qu'on appelle mouvement péristaltique. L'action des fibres longitudinales tend à redresser le canal, et peut fournir par là au chyle plus de facilité pour passer dans les veines lactées ; elle tend à comprimer les fibres circulaires, ce qui diminue le diamètre du canal et procure l'expression du chyle. Cette action se passant successivement d'une partie à l'autre, excite la sécrétion du suc intestinal, fait avancer les aliments sur lesquels elle agit et chasse en avant le résidu des matières ; elle est aidée par l'action de toutes les parties voisines. Quoiqu'il y ait dans les intestins un mouvement de haut en bas, il ne paraît pas qu'il y ait un mouvement contraire ; ce mouvement ne convient pas à la structure des parties et ne pourrait avoir lieu que par l'action convulsive des muscles du bas-ventre, qui font remonter les aliments vers le ventricule ; quelques obstacles dans le canal intestinal peuvent encore y donner lieu.

Les aliments, en parcourant le canal intestinal, subissent l'action du chyle ; la membrane interne ridée les retient un peu ; ils sont plus pressés ; le suc intestinal est filtré avec plus d'abondance ; la présence de la bile et du suc pancréatique produit un léger mouvement, par lequel l'air se dégage ; les aliments sont réduits en pulpe de couleurs variées selon leurs espèces, tantôt cendrée, blanchâtre, etc., et le chyle s'en sépare facilement. La pulpe alimentaire est continuellement pressée ; les sucs gras et gélatineux mélangés avec l'huile et l'eau prennent une forme commune et blanchissent comme une émulsion. Les sucs gras prennent particulièrement la forme de globules, et les sucs gélatineux, dissous dans les liqueurs aqueuses, servent de véhicule au chyle ; cette opération naturelle est nommée chylification. Si l'on considère le chyle, on voit qu'il est aqueux, qu'il est le produit des aliments avec lesquels il conserve quelques rapports, et qu'il paraît avoir de l'analogie avec le lait. En l'examinant au microscope, on y découvre un véhicule aqueux qui forme la plus grande partie de ses molécules jaunâtres, enfin des globules transparents et huileux.

L'examen des substances végétales et animales dont nous usons, fait voir qu'elles sont très-propres à former le chyle lorsqu'elles ont été mâchées ; atténuées et pénétrées par d'autres liqueurs, elles fournissent par expression un suc blanc, qui devient encore plus blanc en pénétrant dans les veines lactées ; ce suc est ensuite changé par l'action des vaisseaux et devient la matière de la nourriture et de toutes les filtrations. L'action du canal intestinal est dans toutes ses parties encore utile pour le passage du chyle dans les veines lactées, dont les orifices très-étroits sont continuellement ouverts dans l'intérieur du velouté. Ces vaisseaux valvulaires devenus ensuite plus considérables, vont s'aboucher aux glandes du mésentère, d'où ils sortent plus gros et en plus petit nombre pour aller se terminer au réservoir du chyle. Le mouvement du chyle dans ses vaisseaux se fait des intestins vers le réservoir, et il paraît dépendre principalement de l'action propre de ces vaisseaux qui prennent les liqueurs par résorption et qui tendent à se vider, quoique l'animal soit mort. Le chyle entré dans les veines lactées ne doit plus revenir sur lui-même, les valvules s'y opposent ; celui qui entre continuellement sert à la progression de celui qui est déjà entré, et l'action des vaisseaux, aidée de celle des artères voisines, le fait avancer vers le réservoir ; les matières acides et fétides doivent les resserrer, d'où il suit que l'action des remèdes irritants se passe dans le canal intestinal et que lesdits n'entrent point, ou du moins n'entrent qu'en très-petite quantité dans le corps. On peut cependant excepter certaines substances qui pénètrent par leur forme ou par leur poids, comme le mercure et les alcalis, etc.; les veines mésentériques sont aussi propres à pomper une partie des fluides contenus dans les premières voies.

Le chyle en traversant les glandes du mésentère y est délayé et mêlé avec la liqueur qui suinte dans les glandes spongieuses, de là il passe dans le réservoir et dans le canal thoracique, situé sur le corps des vertèbres, entre la veine azygos et l'aorte ; parvenu au haut de la poitrine, il gagne la partie postérieure de l'œsophage et contournant un peu, il va déposer le chyle dans la veine sous-clavière gauche, avec laquelle il s'abouche par le moyen d'une valvule, disposée de façon que le sang ne peut y pénétrer. La disposition des valvules de ce canal, l'action des vaisseaux voisins, la pression latérale d'un des piliers du diaphragme et de l'aorte, le mouvement des poumons et des artères intercostales, enfin l'action propre du canal font remonter la liqueur contre son propre poids. Lorsque les veines lactées ne servent plus au transport du chyle elles donnent passage à la lymphe.

Le résidu des aliments, composé de matières grossières, tenaces et fibreuses, que la mastication et la macération n'ont pu séparer à l'aide du calorique, une portion de bile dégénérée et un peu de mucosité sont portés après l'expression du chyle vers le gros intestin pour être ensuite expulsés.

L'air paraît beaucoup contribuer à la pression du

résidu vers l'anus; les intestins en sont toujours remplis; et comme ils forment des tuyaux coudés, dans lesquels les aliments montent et descendent alternativement, ils dépasseraient difficilement ces obstacles, si l'air n'y contribuait; cet air tend naturellement vers le bas et ne sort qu'après avoir poussé le résidu des aliments dans le rectum.

Les gros intestins diffèrent des grêles : 1° par la tunique musculaire, ses fibres longitudinales sont réunies en trois bandes disposées latéralement, excepté au rectum; 2° par les membranes nerveuses et veloutées qui forment intérieurement des rides plus grandes et des espèces de poches, qui retardent le cours des matières et les empêchent de revenir; 3° par des glandes solitaires qui sont au-dessous de la membrane interne et qui fournissent une humeur aqueuse, particulièrement vers le rectum. Ces intestins ont peu de veines lactées, il y en a cependant assez pour que l'on puisse nourrir quelqu'un par cette voie avec des lavements nourrissants; de plus ils sont moins sensibles que les intestins grêles. La masse des aliments parcourt lentement les gros intestins; le chyle en est séparé autant qu'il est possible, et le résidu devient fétide, se pourrit, se durcit et se moule sur la forme de l'intestin, lorsque l'action digestive a été contrariée dans son cours naturel. Ce résidu, après avoir un peu séjourné dans le rectum et dans le commencement du côlon, remonte par l'action des parties, particulièrement par celles des fibres longitudinales, et après avoir passé de cellule en cellule, va s'amasser dans l'intestin rectum où il s'agglomère. Le rectum est plus large et beaucoup plus susceptible de dilatation que les gros intestins; il se termine par des fibres circulaires; il est recouvert d'un enduit muqueux, qui brunit les matières arrivées dans sa cavité. Celles-ci y séjournent jusqu'à ce que leur quantité et l'irritation qui en résulte avertissent qu'il faut les expulser, alors les muscles du bas-ventre et le diaphragme aident l'action du rectum; l'anus étant relâché et comme forcé, le mucus facilite le passage, et les excréments pressés sont expulsés. Après cette expulsion l'action des parties cesse, la membrane interne se resserre, le sphincter et le releveur resserrant l'anus empêchent aux matières de continuer à sortir. Si l'on fait effort trop longtemps pour résister à l'action du rectum, ce dernier s'irrite tellement, que la résistance de sphincter est vaincue, et les excréments sortent involontairement; ceci est utile pour prévenir uu trop long séjour des excréments dans les intestins; ils durciraient d'ailleurs au point de ne pouvoir sortir sans déchirement.

Les matières fécales sont le résidu des parties solides des aliments; elles sont pénétrées de bile, de suc pancréatique et de suc intestinal; elles tendent à la pourriture; et plus la bile est âcre, plus les excréments ont d'odeur et se déposent avec facilité. Quand la digestion est bien faite les matières sont plus solides et en moindre quantité que quand la digestion est mal faite.

Putréfaction par décomposition.

La putréfaction est la décomposition que subissent, sous l'influence de certaines conditions, les corps organisés que la vie a abandonnés; la décomposition est accompagnée de production de substances nouvelles et particulièrement de gaz remarquables par leur fétidité.

Dans cette définition je place aussi bien les substances organiques végétales que les substances animales, car quel que soit l'être organisé qui se décompose, la nature du phénomène est toujours la même. Ce sont toujours les affinités chimiques qui sollicitent la destruction des principes immédiats formés pendant la vie. Cependant quelques auteurs, mais à tort, n'ont appelé putréfaction que la décomposition particulière aux substances animales. Lorsque les substances organiques animales ou végétales, pures ou mélangées avec d'autres substances humides, sont au contact de l'air, elles absorbent de l'oxygène et rejettent l'acide carbonique; dès lors elles sont devenues corps catalytiques ou ferment. Ce ferment agit bientôt sur les parties contiguës, en même temps que sur l'air; dès lors les phénomènes de fermentation se trouvent modifiés par l'action de l'oxygène qui intervient directement pendant toute la durée du phénomène; et il y a là ce qu'on appelle putréfaction.

On observe à la fois dans la putréfaction la fermentation, c'est-à-dire le dégagement de chaleur et le dédoublement de principes cristallisables; de plus la combinaison de l'oxygène avec le carbone, de l'hydrogène avec l'azote, ce qui fait de l'eau de l'acide carbonique avec d'autres oxydes. En même temps surviennent des phénomènes de double décomposition entre les sels qui, unis aux substances organiques, exercent beaucoup d'influence sur l'albumine et sur les sels dans les dissolutions complexes. Ces substances albumineuses détruites, les doubles décompositions ont lieu et les gaz qui en proviennent se dégagent. Ces gaz et liquides sont : l'acide carbonique, l'hydrogène, le carbone, l'azote en grande quantité, l'hydrogène sulfur phosphoré, l'ammoniaque ou son carbonate, l'eau et l'acide acétique; il reste un résidu terreux peu considérable, composé de sels, de charbon, d'huile et de sels à base ammoniacale. Lorsqu'il y a des bases alcalines dans les matières qui se putréfient, on trouve de l'azote parmi ces sels, parce qu'au contact des alcalis et des matières poreuses, il s'effectue une catalyse nidoreuse, qui a pour résultat l'excitation de l'ammoniaque d'abord formé et il résulte de l'eau et de l'acide azotique.

Dans la putréfaction du gluten, l'eau est décomposée et les éléments interviennent dans la formation des nouveaux produits. Il y a toujours des particules de substances organiques en putréfaction entraînées par la vapeur d'eau et le gaz, ce qui ajoute à leur fétidité et leur donne un cachet particulier, suivant les espèces de tissus ou d'êtres organisés qui se putréfient. Ainsi les putréfactions, quoique ayant plusieurs des caractères des phénomènes de contact, ne sont pas purement des fermentations, ce sont des fermentations compliquées d'oxydations plus ou moins lentes; aussi les phénomènes et leurs produits sont d'un ordre plus complexe; c'est un mélange de deux ordres de phénomènes qui s'effectuent simultanément dans un même corps, de même que chaque espèce de substance organique dans l'économie.

Je viens de désigner les différentes opérations de la digestion, je vais maintenant les résumer: 1° la bouche, pour mastiquer les aliments par la mâchoire, au moyen de la dissolution salivaire; 2° l'œsophage qui conduit les aliments dans l'estomac; 3° les aliments reçus dans l'estomac s'y accumulent graduellement en écartant ses parois. Dans cette distension mécanique sa grande courbure est poussée en avant, les deux feuillets du grand épiploon se séparent et reçoivent la courbure dans leur écartement, puis l'épiploon s'applique à l'intérieur de l'estomac dilaté. C'est dans l'estomac que doit s'accomplir principalement le mécanisme de la digestion, les matières alimentaires se fluidifient dans sa cavité et se convertissent en chyme par le suc gastrique. Cette opération terminée, les aliments passent le pylore pour se rendre dans le duodénum et commencer une nouvelle opération, qui les prépare à distribuer les matières chyleuses. 4° *Digestion du duodénum.* Les aliments sortant de l'estomac passent dans le duodénum et y éprouvent un nouveau changement aussi essentiel que celui que leur a imprimé la digestion stomacale. Le duodénum peut être considéré comme un second estomac, bien distinct des intestins grêles. On le voit par sa position hors du péritoine, par sa facile dilatabilité, la grandeur et la fixité de ses couleurs, par le grand nombre de valvules conniventes dont son intérieur est garni, par la qualité prodigieuse de vaisseaux qui en naissent, et surtout parce que c'est dans sa cavité que sont versés les sucs bilieux et pancréatiques. Ce fluide mixte, pancréatique ou biliaire, se verse sur la masse chymeuse, la fluidifie et l'animalise, sépare la partie chyleuse de la partie excrémentitielle et précipite tout ce qui n'est pas nutritif. En opérant ce départ, la bile semble elle-même se diviser en deux parties ; sa partie hileuse et amère passe avec les excréments et leur donne les qualités stimulantes dont ils ont besoin pour provoquer l'action du tube digestif. 5° *L'action des intestins grêles*. Après un séjour plus ou moins long dans la cavité du duodénum, la pâte alimentaire décomposée par le liquide pancréatico-biliaire se sépare en deux portions : l'une chyleuse et l'autre excrémentitielle ; elles passent dans le jéjunum et rentrent dans l'iléon, dernier intestin grêle ; la masse de la matière alimentaire qui parcourt l'intestin grêle est ainsi retardée par les nombreux circuits de ce dernier et font que le séjour des aliments est assez prolongé, pour que le chyle exprimé de la partie excrémentitielle par les contractions péristaltiques se présente aux suçoirs inhalents des vaisseaux lymphatiques, qui en opèrent l'absorption. Ces suçoirs chylifères sont surtout multipliés à la surface des valvules conniventes ; ces valvules conniventes ralentissent le cours des matières, forment des saillies et s'enfoncent dans la pâte alimentaire. Lorsque l'intestin se contracte sur la pâte, les lymphatiques qui naissent à sa surface vont en quelque sorte chercher dans l'intérieur le chyle qu'ils doivent absorber; la matière alimentaire est graduellement accélérée à mesure qu'elle se dépouille des matières nutritives. 6° *La digestion dans les gros intestins.* La partie alimentaire, presque entièrement dépouillée de ce qu'elle contient de nutritif, passe de l'iléon dans le cæcum; elle entre alors dans les gros intestins plus amples et moins longs que les précédents. Plus les parois de ces intestins sont distendues par les matières qui les remplissent, moins la rétrogradation de ces matières est facile. Les deux extrémités de la valvule se trouvant écartées, ses pores libres rapprochées et serrés l'un contre l'autre, les fibres musculaires qui entrent dans sa structure la rendant d'ailleurs capable de contraction, elle peut alors permettre l'écoulement facile des matières de l'iléon dans le cæcum et s'opposer à leur retour dans les intestins grêles. Pendant leur séjour dans les gros intestins, les matières deviennent purement fécales. En se dépouillant de la petite quantité de chyle qu'ils peuvent encore contenir, les excréments s'épaississent, se fondent en quelque sorte dans les cellules du côlon, puis sont poussés par l'action péristaltique vers le rectum, dans la cavité duquel elles s'accumulent, jusqu'à ce qu'elles produisent sur ses parois une impression suffisante pour provoquer leur expulsion.

Dans tous ces détails j'ai oublié de mentionner la cause qui agit sur la salive, sur le suc gastrique et sur le suc pancréatique, ainsi que ce qui fait fonctionner les vaisseaux chylifères. Dans un prochain ouvrage je publierai tous ces détails, celui-ci étant plus spécialement destiné au choléra.

Je viens de vous entretenir de la putréfaction, des effluves et des causes du choléra, de la digestion et de l'indigestion, de mes idées sur la géologie médicale, de la putréfaction par décomposition. Il ne me reste plus pour terminer cet ouvrage qu'à indiquer le traitement à suivre pour guérir le choléra. Cet ouvrage n'étant dédié qu'au public, je ne lui donne que ce qui est nécessaire pour guérir et réussir et n'entre pas dans les détails scientifiques inutiles, qui d'ailleurs ne sauraient être appréciés que par des docteurs chimistes de premier ordre.

Traitement du choléra.

Je prie le public de bien observer ce qui suit :

Le malade ne doit pas avaler précipitamment le médicament, il doit le retourner dans la bouche avec la langue jusqu'à ce qu'il ait bien apprécié ses différents goûts (car la sensation du goût du médicament dans la bouche est une des premières nécessités pour agir sur les organes malades). Au bout de cinq secondes, il doit avaler et continuer de la même manière, de cinq minutes en cinq minutes. Après ces trois potions prises, il se reposera quinze minutes ; alors s'il s'aperçoit encore du moindre symptôme cholérique, il continuera de la même manière de quart d'heure en quart d'heure jusqu'à guérison. Mais le mal cède toujours à la seconde médication.

La dose du médicament à prendre chaque fois est

d'une once pour les personnes de moyenne force, et la potion entière est donc de 9 onces à prendre en 9 fois.

Sous-nitrate de bismuth . .	4	grammes.
Eau distillée de mélisse. . .	220	»
Acétate d'ammoniaque liquide	4	»
Sirop de fleur d'oranger . .	60	»

Mêlez.

Régime à suivre.

Le malade peut prendre, une heure après le traitement, un bouillon de bœuf bien consommé; continuer suivant ses besoins; il peut y joindre un verre de vin vieux avec de l'eau et du sucre. Il doit boire lentement et bien apprécier le goût de ce qu'il avale. Le lendemain il prendra une nourriture saine, évitera soigneusement les crudités pendant une quinzaine de jours et s'abstiendra de pommes de terre pendant au moins trois mois.

NOTE

Comme ce remède arrête instantanément toute action destructive produite par les principes cholériques, je n'ai pas cru nécessaire de parler du choléra sporadique; il n'y a pas de différence dans mon remède. Il y a une petite différence dans les pronostics, lorsque le malade est attaqué en même temps par les deux espèces de choléra et la mort arrive plus vite.

Le choléra sporadique se communique au corps humain par les fruits d'arbres. Ces fruits contiennent quelquefois plus ou moins de venin, lequel se trouve dans la pelure du fruit; je veux vous faire connaître ce venin en deux ou trois mots. Tout le monde connaît les cousins (culex); eh bien, ces cousins ont une trompe munie d'un suçoir composé de cinq soies fines et dentelées; ils déposent à la surface du point qu'ils veulent attaquer, un liquide qui leur ouvre instantanément l'épiderme, et si on leur en laisse le temps, ce liquide pénètre plus avant, fait sortir de la peau le suc que l'animal veut pomper, et fait éprouver la douleur que chacun connaît. Ce liquide est un venin excessivement actif, il a beaucoup de rapports avec l'échidnine et il est le produit de la moisissure. Là où j'ai observé le plus de cousins c'est presque toujours sur les champs de pommes de terre; je ne veux nullement dire que ce soient les pommes de terre qui produisent ces insectes, mais bien le fumier qui est avec. Il y a aussi une espèce de cousins qui est le produit d'une espèce de champignons croissant dans les forêts, ceux-là sont noirs et ont les mêmes principes venimeux que les autres, mais ne sont pas aussi nombreux, parce que la chaleur ne les favorise pas en tous temps pour éclore. Ce venin des cousins est assez volatil, mais il en reste toujours assez pour nuire à la nature animale; ainsi il serait toujours prudent de peler les fruits avant de les manger, car ce venin introduit dans les voies digestives provoque promptement une cholérine souvent très-dangereuse. Ce venin agit sur tous les intestins comme irritant; cette irritation ne disparaît pas même avec la vie, on peut très-bien l'observer après la mort en faisant l'autopsie du sujet.

A. Parent. imprimeur de la Faculté de Médecine, rue Mr-le-Prince, 31.

www.ingramcontent.com/pod-product-compliance
Ingram Content Group UK Ltd.
Pitfield, Milton Keynes, MK11 3LW, UK
UKHW020515230726
13925UKWH00005B/2171

9 782019 271633